சூரிய ஒளி

வி.எஸ்.ரோமா

பொருளடக்கம்

1

சூரியக் குளியலின் 15 ஆரோக்கிய நன்மைகள்

நம் வீட்டுப் பெரியவர்கள் சூரிய வெய்யிலில் நிற்க வேண்டாம் அதன் புற உதாக் கதிர்களால் பாதிப்பு உண்டாகும் என்று சொல்லக் கேட்டிருக்கிறோம், ஆனால் உண்மையில் சூரியக் குளியலால் நமக்குப் பல்வேறு நன்மைகள் உண்டாகின்றன. கோடைக்காலத்தில் விடியற் காலையில் எழுந்து குறைந்தபட்சம் 5 நிமிடங்களாவது சூரிய வெப்பம் படுமாறு நிற்பது நல்லது, காரணம், சூரிய ஒளி நம் தோலில் படும்போது உற்பத்தி செய்யப்படும் வைட்டமின்-டி, வீக்கம் ஏற்படுவதிலிருந்து காக்-கிறது, நினைவுத்திறனை மேம்படுத்தும், புற்றுநோய் மற்றும் அழற்சியிலி-ருந்தும் பாதுகாக்கிறது. வைட்டமின் டி குறைபாடு இருந்தால், புரோஸ்-டேட் புற்றுநோய் மற்றும் இதய நோய் உண்டாகும்.

1. ரத்த அழுத்தத்தைக் குறைக்கிறது

2. நல்ல உறக்கம் பெற

3. மூளைச் செயல்பாட்டை அதிகரித்தல்

4. அல்சீமர் நோய் ஏற்படும் ஆபத்தைக் குறைக்கிறது

5. தோல் குறைபாடுகளை குணப்படுத்தும்

6. குழந்தைகளின் வளர்ச்சிக்க உதவுகிறது

7. நோய் எதிர்ப்பு சக்தியை அதிகரிக்கும்

8. புற்றுநோய் வரும் ஆபத்தைக் குறைக்கும்

9. டைப் 2 வகை நீரிழிவு நோய் உண்டாகும் ஆபத்தைக் குறைக்-கும்

10. நம் மனநிலையை மேம்படுத்துகிறது

11. உடல் பருமனைக் குறைக்க உதவும்

12. எலும்புகளின் வலுவை அதிகரிக்கும்

1. ரத்த அழுத்தத்தைக் குறைக்கிறது

நம்மில் பெரும்பாலானோர் உயர் ரத்த அழுத்தத்தால் பாதிக்கப்ப-டுகிறோம். ரத்த அழுத்தத்தைக் குறைக்க பல உணவுப் பொருள்கள் உதவிகின்றன, ஆனால், தினமும் குறைந்தபட்சம் 15 நிமிடங்கள் சூரியக் குளியல் நமக்கு பல்வேறு வகைகளில் பலன் தரும். தோலின் மேல-டுக்கில் காணப்படும் நைட்ரிக் ஆக்சைட் சூரிய ஒளியில் பட்டு ரத்த நாளங்களை விரிவடையச்செய்கிறது என்று ஆராய்ச்சிகள் கூறுகின்றன. இது நம் ரத்த ஓட்டத்தில் ஆக்சைட் செல்ல அனுமதிக்கிறது, அதன் மூலம் ரத்த அழுத்தம் குறைகிறது. தினசரி வெறும் 15 நிமிட சூரியக் குளியல் மூலமாக இதைச் சாதிப்பது எவ்வளவு எளிது?

2. நல்ல உறக்கம் பெற

தூக்கத்தில் மூச்சுத்திணறல் அல்லது தூக்கமின்மை நோயால் அவதிப்படுபவராக நீங்கள் இருந்தால், தினமும் காலையில் வெறும் 15 நிமிடங்கள் சூரிய ஒளியில் நின்றாலே போதும், இது நல்ல உறக்கம் பெற உதவும். எனவே காலையில் 15 நிமிடங்கள் சூரியக் குளியல் போட மறந்துவிடாதீர்கள், இது நம்மை சுறுசுறுப்பாகவும், ஆற்றலுடனும், ஆரோக்கியத்துடனும் வைத்திருக்கும்.

3. மூளைச் செயல்பாட்டை அதிகரித்தல்

சூரியக் குளியலால் நம் மூளை உள்பத்திசெய்யும் அதிக செரோடோ-னின் ரசாயனம் நம் மனநிலையை ஊக்குவித்து மூளைச் செயல்பாட்டை அதிகரிக்கும். பெரும்பாலும் நாம் காலை தினமும்15 நிமிடம் சூரிய ஒளி-யில் நிற்பதை மறந்துவிடுகிறோம், இது எஸ்.ஏ.டி. எனப்படும் பருவ-கால பாதிப்பு கோளாறு நிலவரத்தை ஏற்படுத்துகிறது. இது பெரும்பாலும் மூடிய கதவுகளுக்குள்ளேயே நீண்ட நேரம் இருப்பவர்களுக்கு ஏற்படும். மிகவும் குறைவான அளவு சூரிய ஒளி படுவதால் மன அழுத்தம் ஏற்-படும். இதைத் தவிர்ப்பதற்கான மிகச் சிறந்த வழி தினமும் காலை குறைந்தபட்சம் 15 நிமிடங்கள் சூரிய ஒளியில் நிற்பதுதான்.

4. அல்சீமர் நோய் ஏற்படும் ஆபத்தைக் குறைக்கிறது

அல்சீமர் நோய் உள்ளவர்களை சில காலம் சூரிய ஒளியில் நிற்க வைத்த பிறகு அவர்களது மன ஆற்றலை சோதித்துப்பார்த்ததில் கணி-

சமான அளவு முன்னேற்றம் ஏற்பட்டதோடு, நோய்க்கான அறிகுறிக-
ளும் குறைந்துள்ளதும் அது குறித்த ஆராய்ச்சிகளில் தெரியவந்துள்ளது.
மேலும் இவ்வாறு தினமும் நல்ல சூரிய ஒளியில் நிற்கும் நோயாளிக-
ளுக்கு மன அழுத்த நோயின் அறிகுறிகள் குறைந்தும் காணப்பட்டன.

5. தோல் குறைபாடுகளை குணப்படுத்தும்

தினமும் காலை குறைந்தபட்சம் 5 நிமிடங்கள் சூரிய ஒளியில் நிற்-
பதால் முகப்பரு, அரிக்கும் தோலழற்சி, மஞ்சள் காமாலை, தடிப்புத்
தோல் அழற்சி மற்றும் பூஞ்சை தோல் தொற்று நோய்கள் முதலிய
எந்தப் பிரச்சினையும் ஏற்படாமல் இருக்க உதவும். பல ஆண்டுகளாக,
தோலில் ஏற்படும் கோளாறுகளுக்கு சூரிய ஒளி பயன்படுத்தப்பட்டு வரு-
கிறது. எனவே, தினமும் காலையில் சிறிது நேரம் சூரிய ஒளியில் நின்-
றாலே தோல் நோய்கள் பிரச்சினையை நாம் தவிர்க்கலாம். ஆனால்
நீண்ட நேரம் சூரிய வெப்பத்தில் நின்றால் தோல் கருத்துவிடும். இவ்-
வாறு தோல் நிறம் மாறினால் தோல் பாதிப்படைந்துள்ளதற்கான அறிகு-
றியாக எடுத்துக்கொள்ளலாம்.

6. குழந்தைகளின் வளர்ச்சிக்க உதவுகிறது

ஒரு குழந்தை தினமும் காலையில் 15 நிமிடங்கள் சூரிய ஒளியில்
இருந்தால், அந்தக் குழந்தை உயரமாக வளரும் என்று ஆய்வுகள்
தெரிவிக்கின்றன. குழந்தைகளை தினமும் காலை 15 நிமிடங்கள் சூரிய
ஒளியில் வைத்திருந்தால் போதும், அது அவர்களுக்கு பல்வேறு நன்-
மைகளை அளிக்கும்.

7. நோய் எதிர்ப்பு சக்தியை அதிகரிக்கும்

சூரிய ஒளி தோல் தடிப்பு, அழற்சி போன்ற நோய்களுக்கான சிகிச்-
சையாகப் பயன்படுத்தப்பட்டு வருகிறது. ரத்த வெள்ளை அணுக்களில்
சூரிய ஒளி படும்போது, அது தொற்றுகளை எதிர்த்துப் போராடுவதில்
ஒருங்கிணைந்த பங்கு வகிக்கலாம். இதற்கெல்லாம் நாம் செய்ய வேண்-
டியது, தினமும் காலை எழுந்து அதிகபட்சம் 15 நிமிடங்கள் சூரிய ஒளி
படுமாறு நிற்க வேண்டும், அவ்வளவுதான், இது நமது நோய் எதிர்ப்பு
ஆற்றலை அதிகரித்தி, நம்மை ஆற்றலுடன் வைத்திருக்கும்.

8. புற்றுநோய் வரும் ஆபத்தைக் குறைக்கும்

வைட்டமின் டி பற்றாகுறைதான் புற்றுநோய்க்கான முக்கிய காரணம்.
வைட்டமின் டி குறைபாடு மார்பகம் மற்றும் பெருங்குடல் புற்றுநோயைத்
துண்டும். மனித தோல் ஏராளமான வைட்டமின் டி-ஐ உற்பத்தி செய்-

யக்கூடியது, இது நம் உடலில் சூரிய ஒளி பட்டால்தான் சாத்தியம். எனவே எந்த வகைப் புற்றுநோய் வருவதையும் தவிர்க்க சூரிய ஒளி நம் தோலில் படுமாறு இருத்தல் நலம், எனவே போய் சூரியக்குளியல் போடுங்கள்.

9. டைப் 2 வகை நீரிழிவு நோய் உண்டாகும் ஆபத்தைக் குறைக்கும்

தற்போது உலகில் நீரிழிவு நோய் மிகவும் பொதுவான ஒன்றாக கணப்படுகிறது, உலகில் கணிசமானவர்கள் இதனால் பாதிக்கப்படுகின்றனர். இன்சுலின் உற்பத்தியில் வைட்டமின் டி முக்கிய பங்கு வகிக்கிறது, வைட்டமின் டி குறைபாடு இருப்பதால், இன்சுலின் எதிர்ப்பால் அவதியுற நேரும், அது டைப் 2 நீரிழிவு நோயை உண்டாக்கும். நம் தோல் அதிக வைட்டமின் டி-ஐ உற்பத்தி செய்ய, நாம் தினமும் 15 நிமிடங்கள் சூரிய ஒளியில் நிற்பது நல்லது.

10. நம் மனநிலையை மேம்படுத்துகிறது

நாம் பதற்றமோ அல்லது மன அழுத்தமோ கொண்டிருந்தால், அதைத் தவிர்த்து ஆசுவாசமடைய மிகச் சிறந்த வழிமுறை சூரியக்குளியல். நாம் சூரிய ஒளியில் நிற்கும் ஒவ்வொரு தடவையும் மனம் ஆசுவாசமடைவதையும் மன அழுத்தம் குறைவதையும் உணரலாம். எனவே சூரிய ஒளியில் நின்று அந்தச் சூரியன் மன அழுத்தத்தை உள்வாங்கிக்கொள்ள விட்டுவிடுவோம்.

11. உடல் பருமனைக் குறைக்க உதவும்

சூரிய ஒளி நம் மீது படுவதால் எவ்வாறு உடல் எடை குறையும் என்று கேள்வி எழலாம். முழுமை உணர்வு ஏற்படும் காரணத்தால், பசி மட்டுப்படும்போது எடை குறையும் என்று ஆய்வுகள் சுட்டிக்காட்டுகின்றன. மேலும், சூரிய ஒளி படுவதால், அதிக கலோரிகள் கரைக்கப்பட்டு, வெளிப்புற விளையாட்டுகள் விளையாட உங்களுக்கு உதவும். கோடைக்காலத்தில் எந்தளவு அதிகமாக வியர்க்கிறதோ அவ்வளவு அதிகமாக நமது ஆர்வமும் அதிகரிக்கும். கோடையில் அதிகமாக பசித்து நிறைய சாப்பிடக்கூடும், ஆனால், கடைசியில் நாம் நிறைய உடற்பயிற்சி செய்யத் தொடங்கிவிடுவோம், இதுவும் உடற்பயிற்சி செய்யும் ஒரு முறை இதனால் உடல் பருமன் குறையும்.

12. எலும்புகளின் வலுவை அதிகரிக்கும்

வைட்டமின் டி-க்கான மிகப் பெரிய ஆதாரமாக சூரிய ஒளி கருதப்படுகிறது. இது நம் உடலில் கால்சியம் உண்டாக்க உதவுகிறது. அது நம் எலும்புகளை பலப்படுத்துகிறது. எனவே, தினமும் காலை மற்ற வேலைகளைத் தொடங்குவதற்கு முன் போய் சூரிய ஒளியில் நில்லுங்கள். இது நம் எலும்புகளை வலுவாக்கிக்கொள்வதற்கான ஒரு இயற்கை வழிமுறை.

13. கண் ஆரோக்கியத்திற்கு உதவுகிறது

வைட்டமின் டி-க்கான மிகப் பெரிய ஆதாரமாக சூரிய ஒளி கருதப்படுகிறது மேலும் கண் ஆரோக்கியத்துக்கும் உதவுகிறது. இதற்கு நாம் செய்ய வேண்டியது தினமும் காலை சூரிய ஒளி படுமாறு நிற்க வேண்டும் அவ்வளவுதான், அது நமக்கு நன்மை பயக்கும். அதற்காக வெறும் கண்ணால் சூரியனை பார்க்க வேண்டியதில்லை. அவ்வாறு செய்தால், கண் பார்வை பறிபோகலாம், எனவே சூரிய ஒளியில் போய் நின்றால் அது தோலில் பட்டு தோல், வைட்டமின் டி-ஐ உற்பத்தி செய்யும், அதன் மூலம் பார்வை வலுப்பெறும்.

14. மன அழுத்தத்தை எதிர்த்து போராடும்

சூரிய ஒளியின் கீழ் நாம் நிற்கும்போது அது நம் மனதில் இனிமையான தாக்கத்தை ஏற்படுத்தி, நம்மை அமைதியாக, ஆசுவாசமாக வைத்திக்கும். பழங்காலத்தில், நாம் கோபமாக இருக்கும்போது, சூரிய ஒளியில் நின்றால் அது நம் கோபத்தை அதிகரிக்கும் என்ற நம்பிக்கை இருந்து வந்தது ஆனால் அவை அனைத்தும் கட்டுக்கதைகளே. அலுவலகத்தில் அன்று மனச்சோர்வு ஏற்படக்கூடும் என்று நினைத்தால், ஒரு 15 நிமிடங்கள் சூரிய ஒளியில் போய் நின்று பாருங்கள், அப்போது உங்கள் மன அழுத்த அளவு குறைவதை உணரலாம். காலை நேர சூரியக்குளியல் நம்மை ஆற்றலுடனும், ஆசுவாசத்துடனும், புத்துணர்வுடனும் உணரச் செய்யும், எனவே, நாம் தினமும் 15 நிமிடங்கள் சூரியக்குளியல் போட்டு பதற்றமின்றி இருக்கலாமே?

15. பருவகால பாதிப்புக் கோளாறுகளை எதிர்த்து போராடும்

பருவகால பாதிப்பு கோளாறுகள் என்பன பொதுவாக பருவகால மாறுபாடுகளால் உண்டாகும் மன அழுத்தம் போன்றவை. சூரியஒளி போதுமான அளவு இல்லாமல் போனால், நம் செரோடோனின் அளவுகள் குறையும், இதனால், எஸ்.ஏ.டி. எனப்படும் பருவகால பாதிப்பு கோளாறு நிலவரம் ஏற்படும். எனவே சூரிய ஒளி இருக்கும்போது

வெளியே போவதை உறுதி செய்வதால், நாம் ஆசுவாசமாகவும் அமை-தியாகவும் உணரலாம்.

1. வைட்டமின் டி பெற நான் எவ்வளவு நேரம் சூரிய ஒளியில் நிற்க வேண்டும்?

காலை நேர சூரிய ஒளியில் நீங்கள் குறைந்தபட்சம் ஒரு 15 நிமி-டங்கள் இருக்க வேண்டும். இது உங்கள் தோல் வைட்டமின் டி-ஐ உற்-பத்தி செய்ய உதவும் இது நமக்கு பல்வேறு வழிகளிலும் உதவும். நீண்ட நேரம் சூரிய ஒளி படுமாறு இல்லாததை உறுதி செய்துகொள்ளவும் இது பல தோல் தொடர்பான பிரச்சினைகளை உண்டாக்கும்.

2. சூரிய ஒளி பெறுவதற்கான மிகச் சிறந்த வழிமுறை எது?

சூரிய ஒளியைப் பெறுவதற்கான சிறந்த நேரம் சூரிய உதயத்தின்-போதுதான், இது மேற்சொன்ன அத்தனை வகைகளிலும் பலன் பெற உதவும். ஆனால், நீங்கள் வெறும் 15 நிமிடங்கள் மட்டுமே இருப்பதை, அதற்கு மேல் ஆகாமல் இருப்பதை உறுதி செய்துகொள்ள வேண்-டும். இது நம் தோல் வைட்டமின் — டி உற்பத்தை செய்வதற்கு உதவும், இது நம் எலும்புகளுக்கு வலுவூட்டி, நல்ல பார்வைத் திறன் பெற உதவும். சூரியக்குளியலின் மிகச் சிறந்த பலன்களைப் பெற மிகச் சிறந்த நேரம் காலைநேரம்தான்.

சூரிய ஒளியில் ஏராளமான ஆரோக்கிய நலன்கள் உள்ளன. ஆனால், 15 நிமிடங்களுக்கு மேல் சூரியக்குளியல் கூடாது. சூரிய ஒளி-யால் தோல் நிறம் மாறுவது நல்லதாக இருந்தாலும்கூட, உங்கள் தோல் பாதிப்படைந்துள்ளதையும்கூட இது குறிக்கலாம். காலை நேர சூரியக் குளியலே சிறந்ததாகக் கருதப்படுகிறது, காரணம் பெரும்பாலும் சூரிய ஒளியின் நன்மைகள் அப்போதுதான் கிடைக்கும், மேலும் புற ஊதாக் கதிர்களும் அந்தளவு வலுவாக இருக்காது. எனவே, தினமும் காலை 15 நிமிட சூரியக்குளியல் பெற்று ஆரோக்கியமாவும், ஆற்றலுடமும் திகழ்-வோம்.

ஆழமான தூக்கம்

எந்த நேரம் மற்றும் எவ்வளவு மணிநேரங்கள் தூங்குகிறோம் என்பது மிகவும் முக்கியமாகும். மெலடோனின் என்ற ஹார்மோன் தான் நம்மை இரவில் தூங்க வைக்க உதவுகிறது. பகல் நேரத்தில் மெலடோனின் சுரப்-பதை நம் உடல் நிறுத்திவிடும். சூரிய ஒளியில் எந்தளவு வெளிப்பட்-டோமோ, அதை பொறுத்து இரவு நேரத்தில் இதன் சுரத்தல் தொடங்-கிவிடும். சூரிய ஒளி நம் உடல்நலத்திற்கு நன்மையை விளைவிக்கும் காரணங்களில் இதுவும் ஒன்றாக விளங்குகிறது.

உடல் எடை குறைப்பு

காலை வேளையில் சூரிய ஒளியானது நம்மீது பட்டால், அது உடல் எடையை குறைக்க உதவிடும். சூரிய ஒளியால் கிடைக்கும் உடல் நல நன்மைகளில் இதுவும் ஒன்றாகும். போதிய அளவில் தூக்கம் கிடைத்-தால், உங்களால் உடல் எடையை குறைப்பதை சுலபமாக்கி விட முடி-யும். மேலும் சூரிய ஒளிக்கும் BMI-க்கும் முக்கிய தொடர்பு உள்ளது என பல ஆய்வுகள் கூறியுள்ளது.

குளிர் கால அழுத்தத்தை எதிர்க்கும்

நீங்கள் உலகத்தில் எந்த இடத்தில் வசிக்கிறீர்கள் என்பதை பொறுத்து தான் இது அமையும். பல இடங்களில் நீண்ட, கருமையான குளிர்காலம் நீண்ட காலத்திற்கு நீடிக்கும் போது, உடல் நலக் குறைவால் மக்கள் பாதிக்கப்படலாம். இதற்கான மிகச்சிறந்த சிகிச்சையே இயற்கை-யான சூரிய ஒளி தான். சூரிய ஒளி உடல்நலத்திற்கு நல்லது என்று கூறுவதற்கு இதுவும் ஒரு காரணமாகும்.

ஆரோக்கியமான எலும்புகள்

சூரிய ஒளியால் கிடைக்கும் முக்கிய உடல்நல பயன்களில் ஒன்று தான் வைட்டமின் டி உற்பத்தி. நம் உடல் கால்சியத்தை உறிஞ்சிட இந்த வைட்டமின் உதவிடும். இதனால் எலும்புகள் ஆரோக்கியம-டையும். சால்மன் போன்ற மீன்களிலும், செறியூட்டிய பால் சார்ந்த பொருட்களிலும் கூட வைட்டமின் டி உள்ளது. ஆனால் சூரிய ஒளி நம் சருமத்தில் பட்டால், இது சீக்கிரமாக உற்பத்தியாகும்.

பிற நோய்களில் இருந்து பாதுகாப்பு

உடலில் வைட்டமின் டி குறைவாக இருந்தால், இதய நோய்கள் மற்றும் புற்றுநோய் போன்ற நோய்கள் ஏற்படும் இடர்பாடு அதிகமாக உள்ளது என சமீபத்திய ஆய்வுகள் கூறுகிறது. வைட்டமின் டி உள்ள உணவுகள் மற்றும் பொருட்களை விட சூரிய ஒளியில் இருந்து கிடைக்-

கும் இயற்கையான வைட்டமின் டி-யில் இருந்தே சிறந்த பலன் கிடைக்-கிறது. சூரிய ஒளியால் கிடைThis website uses cookies to ensure you get the best experience on our website. Learn more

வெப்ப சூரிய சக்தி

வீடுகளில் தண்ணீரை சூடாக்குவது மற்றும் சூடாக்குவது போன்ற சிறிய அளவில் வெப்பத்தை உற்பத்தி செய்ய பயன்படுத்தப்படும் சூரிய கதிர்களிடமிருந்து வரும் ஆற்றல் இது.

தெர்மோஎலக்ட்ரிக் ஆற்றல்

இந்த ஆற்றல் சூரியனால் திரவங்களை சூடாக்குவதில், ஒரு வெப்ப இயக்கவியல் சுழற்சியில், பெரிய அளவில் மின் சக்தியை உருவாக்குகி-றது.

ஒளிமின்னழுத்த ஆற்றல்

இது ஒளிமின்னழுத்த உயிரணுக்களால் தயாரிக்கப்படுகிறது, இது புதுப்பிக்கத்தக்க ஆற்றலையும் வெப்பத்தையும் உருவாக்கும் திறன் கொண்டது. இது ஃபோட்டான்கள் அல்லது ஒளி ஆற்றலை மின்சார-மாக மாற்றும் அமைப்பைக் கொண்டுள்ளது.

சூரிய சக்தியின் நன்மைகள்

சூரிய சக்தி பூமியில் மனிதனின் வாழ்க்கையில் எண்ணற்ற நன்-மைகளை வழங்குகிறது. அதன் அதிகபட்ச பயன்பாடு மனிதனையும் அவனது வளர்ந்து வரும் ஆற்றல் தேவைகளையும் பொறுத்தது.

சூரிய சக்தியின் மிக முக்கியமான ஐந்து நன்மைகள் இங்கே:

சூரிய சக்தியைப் பற்றி பேசும்போது, அது சூரியனில் இருந்து வரு-வதால் அது ஒரு விவரிக்க முடியாத மற்றும் புதுப்பிக்கத்தக்க மூலமா-கும் என்பதை நாம் சான்றளிக்க முடியும், இது தீர்ந்துவிடக்கூடும் என்ற கவலையை நீக்குகிறது.

இது எப்போதும் கிடைக்கும்படி செய்கிறது, மேலும் கிரகத்தின் வெவ்வேறு பகுதிகளில் அதன் தீவிரம் மாறுபடும் போதும், அதை எப்-போதும் தொலைதூர இடங்களிலிருந்து பயன்படுத்தலாம்.

அது மாசுபடுத்துவதில்லை

சூரிய சக்தியின் மிக முக்கியமான நன்மைகளில் ஒன்று, இது மற்-றவர்களை விட மிகவும் தூய்மையானது, ஏனெனில் அதன் பயன்பாடு மாசுபடுத்தும் வாயுக்களை உற்பத்தி செய்யாது. இது சுற்றுச்சூழல்

அமைப்புகளை பாதுகாப்பதால் சுற்றுச்சூழலுக்கு பங்களிப்பதைத் தவிர, காலநிலை மாற்றம் மற்றும் கிரீன்ஹவுஸ் விளைவுக்கு எதிரான போராட்-டத்திற்கு உதவுகிறது.

சூரிய மண்டலங்களின் பயன்பாடு மிகக் குறைந்த சுற்றுச்சூழல் தாக்-கத்துடன் ஆற்றலை உருவாக்குகிறது; ஏனென்றால், அதன் எரிப்பு செயல்முறைகளைச் செய்வதற்கு புதைபடிவ மூலப்பொருட்கள் தேவை-யில்லை, வளிமண்டலத்தை தீங்கு விளைவிக்கும் பொருட்களிலிருந்து பாதுகாக்கின்றன.

குறைந்த செலவு

சூரிய ஆற்றல் பல வழிகளில் கணிசமான பணத்தைக் குறைப்பதைக் குறிக்கிறது, புதைபடிவ எரிபொருட்களைப் பயன்படுத்துவதற்கான செல-வுகள் தொடர்பாக ஒப்பீட்டளவில் பேசுகிறது.

சூரிய ஆற்றலின் சேமிப்பு, விநியோகம் மற்றும் மாற்றம் ஆகியவற்-றின் அடிப்படையில் தொழில்நுட்பங்கள் முன்னேறும்போது, பண சேமிப்பு அதிகரித்து வருகிறது.

மின்சார பில்களின் குறைப்பு இந்த ஆற்றலை இப்போதும் எதிர்கா-லத்திலும் மிகவும் நிலையானதாக ஆக்குகிறது, ஏனெனில் அதன் உற்-பத்தி செலவுகள் குறைந்து வருவதோடு சோலார் பேனல்கள், குழாய்கள் மற்றும் பிற கட்டமைப்புகளையும் பராமரிப்பது.

இந்த வகை ஆற்றலை மானியங்கள் மூலம் செயல்படுத்த ஊக்கு-விக்கும் நாடுகளும் உள்ளன, ஒவ்வொரு பிராந்தியத்திலும் உள்ள பல்-வேறு பயன்பாடுகளில் அது வழங்கும் அனைத்து நன்மைகளையும் பந்-தயம் கட்டும்.

பல பயன்கள்

சூரிய சக்தியை பல வழிகளில் மற்றும் வரம்பற்ற முறையில், கட்-டமைப்புகள் அல்லது அமைப்புகள் மூலம், அந்த சக்தியை அன்றாட வாழ்க்கையை எளிதாக்கும் மற்றவர்களாக மாற்றி மாற்றும்.

ஆட்டோமொபைல் மற்றும் செயற்கைக்கோள் துறைகள் போன்ற பெரிய தொழில்துறை திட்டங்களை கூட அவர்கள் ஊக்குவிக்க முடியும்.

சூரிய வெப்ப அமைப்பு இதற்கு ஒரு எடுத்துக்காட்டு, இது வீடுகளை வெப்பப்படுத்த பயன்படும் திரவங்களை சூடாக்க சூரியனின் வெப்பத்தை அனுமதிக்கிறது.

தினமும் குறைந்தபட்சம் 15 நிமிடங்கள் சூரிய குளியலின் பயன்-
கள்...!!

தினமும் குறைந்தபட்சம் 15 நிமிடங்கள் சூரியக் குளியல் நமக்கு
பல்வேறு வகைகளில் பலன் தரும். தோலின் மேலடுக்கில் காணப்படும்
நைட்ரிக் ஆக்சைட் சூரியஒளியில் பட்டு ரத்த நாளங்களை விரிவடை-
யச்செய்கிறது என்று ஆராய்ச்சிகள் கூறுகின்றன.

தினமும் காலையில் வெறும் 15 நிமிடங்கள் சூரிய ஒளியில் நின்-
றாலே போதும், நல்ல உறக்கம் பெற உதவும்.

தினமும் காலை குறைந்தபட்சம் 5 நிமிடங்கள் சூரிய ஒளியில் நிற்-
பதால் முகப்பரு, அரிக்கும் தோலழற்சி, மஞ்சள் காமாலை, தடிப்புத்
தோல் அழற்சி மற்றும் பூஞ்சை தோல் தொற்று நோய்கள் முதலிய எந்-
தப் பிரச்சினையும் ஏற்படாமல் இருக்க உதவும்.

தினமும் காலையில் சிறிது நேரம் சூரிய ஒளியில் நின்றாலே தோல்
நோய்கள் பிரச்சினையை நாம் தவிர்க்கலாம். ஆனால் நீண்ட நேரம்
சூரிய வெப்பத்தில் நின்றால் தோல் கருத்துவிடும்.

குழந்தைகளை தினமும் காலை 15 நிமிடங்கள் சூரிய ஒளியில்
வைத்திருந்தால் போதும், அது அவர்களுக்கு பல்வேறு நன்மைகளை
அளிக்கும். எந்த வகைப் புற்றுநோய் வருவதையும் தவிர்க்க சூரிய ஒளி
நம் தோலில் படுமாறு இருந்தால் போதும்.

இன்சுலின் உற்பத்தியில் வைட்டமின் டி முக்கிய பங்கு வகிக்கிறது,
வைட்டமின் டி குறைபாடு இருப்பதால், இன்சுலின் எதிர்ப்பால் அவதியுற
நேரும், அது டைப் 2நீரிழிவு நோயை உண்டாக்கும். நம் தோல் அதிக
வைட்டமின் டி-ஐ உற்பத்தி செய்ய, நாம் தினமும் 15 நிமிடங்கள் சூரிய
ஒளியில் நிற்பது நல்லது.

சூரிய ஒளியில் நிற்பதால் அது தோலில் பட்டு தோல், வைட்டமின்
டி-ஐ உற்பத்தி செய்யும், அதன் மூலம் பார்வை வலுப்பெறும். வைட்-
டமின் டி-க்கான மிகப் பெரிய ஆதாரமாக சூரிய ஒளி கருதப்படுகிறது.
இது நம் உடலில் கால்சியம் உண்டாக்க உதவுகிறது.

காலை நேர சூரியக் குளியலே சிறந்ததாகக் கருதப்படுகிறது, கார-
ணம் பெரும்பாலும் சூரிய ஒளியின் நன்மைகள் அப்போதுதான் கிடைக்-
கும், மேலும் புற ஊதாக் கதிர்களும் அந்தளவு வலுவாக இருக்காது.
எனவே, தினமும் காலை 15 நிமிட சூரியக்குளியல் பெற்று ஆரோக்கி-
யமாக இருப்போம்.

Top of Form
Bottom of Form

உணவு மூலம் பல்வேறு சத்துக்கள் கிடைத்தாலும் வைட்டமின் டி சத்து என்பது சூரிய ஒளிக்கதிரில் இருந்து கிடைக்க கூடியது.

இப்போது அனைவரும் குளிர்சாதன வசதியை எதிர்பார்க்கிறார்கள். வீட்டில் தூங்கும் போது குளிர்சாதன வசதியை பெறுகிறார்கள். காரில் செல்லும் போதும் அலுவலகத்தில் இருக்கும் போதும் ஏ.சி.யை அனு- பவிக்கிறார்கள். மேலும் ஓட்டல்களுக்கு சென்றாலும் ஏ.சி. அறையை தேடி செல்கிறார்கள். இப்படி சொகுசு வாழ்க்கைக்கு அடிமையாகி குளிர்சாதன வசதியை நோக்கி செல்பவர்கள் பல்வேறு நோய்களுக்கு ஆட்படுகிறார்கள். இப்படிப்பட்டவர்களுக்கு சூரியனின் ஒளிக்கதிர் அவர்கள் மேல் விழாத நிலை உள்ளது. இப்படிப்பட்டவர்களுக்குத்தான் வைட்டமின் டி குறைபாடு ஏற்படுகிறது.

தாவரங்களுக்கு எவ்வாறு சூரிய ஒளிக்கதிர் தேவைப்படுகிறதோ அதே போன்று தான் மனிதர்களுக்கும் சூரியஒளிக்கதிர் தேவையாகிறது. மனி- தன் உயிர் வாழவும், உடல் உறுப்புகள் பலமிக்கதாக இருக்கவும் பல்- வேறு சத்துக்கள் தேவைப்படுகிறது. உணவு மூலம் பல்வேறு சத்துக்கள் கிடைத்தாலும் வைட்டமின் டி சத்து என்பது சூரிய ஒளிக்கதிரில் இருந்து கிடைக்க கூடியது. வைட்டமின் டி குறைபாடு ஏற்பட்டவர்களுக்கு உடல் உபாதைகள் ஏற்படுவது இயற்கை. சூரிய ஒளி உடலில் படவில்லை என்றால் வைட்டமின் டி சத்து குறைபாடு ஏற்படும்

.

இதனால் உடலில் எலும்பு, தசை சம்பந்தமான நோய்கள் தாக்கும். இன்று பலர் இந்த நோய்களால் தாக்கப்பட்டு மருத்துவமனைகளுக்கு படையெடுத்த வண்ணம் உள்ளனர். அப்போது தான் அவர்களுக்கு சூரிய ஒளி உடலுக்கு தேவை என்பதும் அது கிடைக்காததால் இப்படி நோய் தாக்குகிறது என்பதும் தெரிகிறது. காலை வெயிலும் மாலை வெயிலும் உடலுக்கு நல்லது. மதியம் உச்சி வெயில் என்பது உடலுக்கு கெடுதலை தரும். பல்வேறு நோய்களையும் ஏற்படுத்தும். சூரிய ஒளி பட வேண்டும் என்பதற்காக மதியம் உச்சி வெயிலில் நடமாட கூடாது.

காலை வெயில் தான் வைட்டமின் டி சத்து கிடைக்க ஏதுவானதாகும். எனவே வைட்டமின் டி சத்து குறைபாடு உடையவர்கள் காலை வெயி-லில் காலார நடந்து வர உடலுக்கு தேவையான சத்து கிடைத்து விடும். சில ஆலயங்களில் சூரிய வழிபாடு கூட நடைபெறுவது உண்டு. யோகா-சனத்தில் சூரிய நமஸ்காரம் என்ற உடற்பயிற்சியும் சூரியனை மையப்-படுத்தியே உருவாக்கப்பட்டு உள்ளது. இந்த சூரிய நமஸ்காரம் காலை நேரத்தில் சூரிய உதயத்தில் செய்யும் போது உடல் உறுப்புகள் நன்கு வேலை செய்யும்.

வாரத்துக்கு மூன்று நாள், 20 நிமிடம் வெயிலில் நிற்க வேண்டும்...

'இந்தியாவில் 60 வயதுக்கு மேற்பட்ட முதியவர்களில் பெரும்பா-லானோர் வைட்டமின் டி பற்றாக்குறையால் பாதிக்கப்பட்டிருக்கிறார்கள்' என்று தெரிவித்திருக்கிறது தேசிய ஊட்டச்சத்து நிறுவனம் ஹைதராபாத்-தில் இருக்கும் தேசிய ஊட்டச்சத்து நிறுவனம் இது தொடர்பாக அண்-மையில் ஓர் ஆய்வை மேற்கொண்டது. அந்த ஆய்வில் பங்கேற்ற 60 வயதுக்கு மேற்பட்டவர்களில், 56 சதவிகிதம் பேர் இந்தப் பற்றாக்குறை-யால் ஏற்படக்கூடிய நோய்களால் பாதிக்கப்பட்டிருப்பது தெரியவந்திருக்-கிறது.

உலகிலேயே ஒரு ரூபாய்கூடச் செலவில்லாமல் எளிதாகக் கிடைக்-கும் ஒரே சத்து, வைட்டமின் டி மட்டும்தான். தண்ணீர், காற்றுகூட விற்-பனைக்கு வந்துவிட்ட இந்தக் காலத்திலும், செலவில்லாமல் கிடைக்கும். இது மறுக்க முடியாத உண்மை. 'உடலில் வெயில்பட்டால் போதும், நம் உடல் வைட்டமின் டி யை உருவாக்க ஆரம்பித்துவிடும்' என்கிறார்கள் மருத்துவர்கள்.

இந்தியர்கள் இந்த விஷயத்தில் மிகவும் கொடுத்துவைத்தவர்கள். பூமத்தியரேகைக்கு அருகில் வாழ்வதால், அதிகமாகவே கிடைக்கிறது வெயில். அதிலும் பெரும்பாலான மாதங்களில் வெயில் நிலவுகிறது. ஆனாலும், ஒரு நாளைக்குத் தேவையான வைட்டமின் டி கிடைக்கா-மல், பலரும் இந்தச் சத்து தொடர்பான பல நோய்களுக்கு ஆளாகும் நிலை என்பது சற்று முரணாகத்தான் தோன்றுகிறது.

இது ஒரு பக்கம் என்றால், 'நீங்கள் பயன்படுத்தும் எண்ணெயில் வைட்-

டமின் டி இருக்கிறதா?', 'சாப்பிடும் பூரியில் வைட்டமின் டி இருக்-
கிறதா?' என்றெல்லாம் விளம்பரப்படுத்தி, சில நிறுவனங்கள் தங்கள்
பொருள்களை விற்று, மற்றொரு பக்கம் கல்லாகட்டிக் கொண்டிருக்-
கின்றன.

உண்மையில், சூரிய ஒளியிலிருந்து நமக்கு ஒரு நாளைக்குத்
தேவையான வைட்டமின் டி கிடைக்குமா அல்லது உணவின் மூலமே
பெற முடியுமா... இந்தியர்களிடம் இந்தக் குறைபாடு அதிகரிக்க என்ன
காரணம்... இதன் அளவு நம் உடலில் இருக்கவேண்டிய அளவைவிடக்
குறைவாக இருந்தால் என்னென்ன பாதிப்புகள் ஏற்படுத்தும்....

"வைட்டமின் 'டி'-யை நமது உடல் சூரிய ஒளியின் உதவியோடு
உற்பத்தி செய்துகொள்கிறது. சூரிய ஒளியிலிருந்து வரும் புறஊதாக்
கதிர்கள் உடலின் சருமப்பகுதியில் படுகின்றன. அப்போது, சருமத்தில்
உள்ள திசுக்களால் வளர்சிதை மாற்றம் அடைந்து, இது உற்பத்தி செய்-
யப்படுகிறது.

பால் பொருள்கள், மீன், முட்டை, இறைச்சி, வெண்ணெய், காய்-
கறிகள், கீரைகள், பருப்பு வகைகள் போன்றவற்றிலும் வைட்டமின்
டி கிடைக்கும். ஆனால், இயற்கையாகக் கிடைக்கும் சூரிய ஒளியின்
மூலம்தான் அதிகமாக இச்சத்து உடலுக்குக் கிடைக்கிறது.

இதன் பற்றாக்குறை முன்பைவிட அதிகரிக்கக் காரணம், நம் வாழ்க்-
கைமுறை முற்றிலும் மாறிவிட்டதுதான். குறிப்பாக, வெயில்படாமலேயே
வாழ்வதுதான். இன்றைக்கும் பச்சிளம் குழந்தைகளை இளம் வெயிலில்
காட்டும் வழக்கம் சிலரிடம் இருக்கிறது. வைட்டமின் டி கிடைப்பதற்காக
இந்தப் பழக்கத்தை நம் முன்னோர்கள் அந்தக் காலத்தில் வைத்திருக்-
கிறார்கள்.

அந்தக் காலத்தில் ஆதிவாசிகள் குகைகளில் வாழ்ந்ததைப்போல
இந்தக் காலத்தில் பெரும்பாலானோர் நவீன குகைகளாகிய வீடு,
ஆபீஸ், கார் என்று வெயில்படாமலேயே வாழ்கிறார்கள். சூரியன் உதிப்-
பதற்கு முன்னர் அலுவலகம் செல்லும் மென்பொருள் நிறுவனங்களில்
பணியாற்றுபவர்கள் சூரியன் மறைந்த பிறகே வெளியில் வருகிறார்கள்.
சூரிய வெளிச்சம் அவர்கள் மேல்படுவதற்கான வாய்ப்பே இல்லாமல்
போய்விடுகிறது.

அதோடு, வெளியில் செல்பவர்கள் சருமத்தைப் புற ஊதாக் கதிர்களிலிருந்து காத்துக்கொள்ள சன் ஸ்கிரீன் போன்ற பல லோஷன்களைத் தடவிக்கொள்கிறார்கள். இது 95 சதவிகிதம் நேரடியாக வெயில் தோலில் படுவதைத் தடுக்கும். பள்ளி செல்லும் குழந்தைகளைப் பற்றிச் சொல்லவேண்டியதேயில்லை. இன்றைக்குப் பல பள்ளிகளில், மைதா-னங்களே இல்லை. பிறகு பிள்ளைகளுக்கு வைட்டமின் டி எப்படிக் கிடைக்கும்? இதனால்தான் வயது வித்தியாசமில்லாமல் இதன் குறைபாடு ஏற்படுகிறது.

நன்மைகள்...

எலும்புகளின் வலிமையை அதிகரிக்கச் செய்யும். நம் உடல், கால்சி-யத்தை உறிஞ்ச உதவும். உயர் ரத்த அழுத்தத்தைக் குறைக்கும். எலும்-புப் புற்றுநோய் ஏற்படுவதைத் தடுக்கும். குழந்தைகளின் எலும்பு வளர்ச்-சிக்கு உதவும். வயதானவர்களின் எலும்பு பலவீனத்தைப் போக்கும். தசைகளின் ஆரோக்கியத்துக்கு உதவும். சரும நோய்களிலிருந்து பாது-காக்கும். மூட்டுகளில் உண்டாகும் வலியைத் தடுக்கும் குணம் இதற்கு உண்டு. ரத்தத்தில் உள்ள சர்க்கரையை எரிக்க உதவும். திசுக்களின் வளர்ச்சிக்கும் உதவும்.

அறிகுறிகள்...

முதுகுவலி, தசைவலி, உடல் சோர்வு ஏற்படும். சிலருக்கு உடலில் இனம்புரியாத வலி இருக்கும். என்ன பரிசோதனை செய்து பார்த்தாலும் காரணத்தைக் கண்டுபிடிக்க முடியாது. இது போன்ற பிரச்னைக்கு ஆளானவர்கள் வைட்டமின் டி பரிசோதனையைச் செய்துகொள்ளலாம்.

குறைந்தால்...

'ரிக்கட்ஸ்' என்ற நோயின் தாக்குதலுக்கு ஆளாக நேரிடும். வைட்-டமின் டி போதிய அளவு இல்லாத குழந்தைகளின் கால்கள் வில்போல் வளைந்துவிடும். வயிறு உப்புசம். எலும்புகள் வலுவிழந்துவிடும். பற்கள், நரம்புகளில் பாதிப்பு உண்டாகும். பெரியவர்களுக்கு அடிக்கடி சோர்வு ஏற்படுதல், சர்க்கரையானது அடிக்கடி சிறுநீர் மூலமாக வெளித்தள்ளப்-படுதல், முதுமைத்தன்மை விரைவில் ஏற்படுதல் போன்றவை ஏற்படும்.

குறைந்தபட்சம் வாரத்துக்கு மூன்று நாள்கள், 20 நிமிடங்கள் சூரிய ஒளி நேரடியாகப்படும்படியாக இருந்தாலே போதும். இந்தப் பிரச்னை வராது. உங்கள் குழந்தை வெளியில் போய், <u>வெயில்படும்படியாக விளையாடுகிறதா</u> என்பதைக் கவனிக்க வேண்டும். அப்படி இல்லாத

பட்சத்தில், மேலைநாடுகளைப்போல, உணவுகளில் இந்த சத்தைச் சேர்ப்-பதைத் தவிர வேறு வழியில்லை.

வயது ஆக ஆகத் தோலில் சுருக்கம் ஏற்பட்டுவிடுவதால், சூரிய ஒளியை உள்வாங்கி வைட்டமின் டியை உற்பத்தி செய்யும் சக்தி தோலுக்குக் குறைந்துவிடும். எனவே, வைட்டமின் டி மாத்திரைகளை உட்கொள்ளலாம்.

இன்சுலின் உற்பத்தியில் வைட்டமின் டி முக்கிய பங்கு வகிக்கிறது, வைட்டமின் டி குறைபாடு இருப்பதால், இன்சுலின் எதிர்ப்பால் அவதியுற நேரும், அது டைப் 2நீரிழிவு நோயை உண்டாக்கும். நம் தோல் அதிக வைட்டமின் டி-ஐ உற்பத்தி செய்ய, நாம் தினமும் 15 நிமிடங்கள் சூரிய ஒளியில் நிற்பது நல்லது.

சூரிய ஒளியில் நிற்பதால் அது தோலில் பட்டு தோல், வைட்டமின் டி-ஐ உற்பத்தி செய்யும், அதன் மூலம் பார்வை வலுப்பெறும். வைட்-டமின் டி-க்கான மிகப் பெரிய ஆதாரமாக சூரிய ஒளி கருதப்படுகிறது. இது நம் உடலில் கால்சியம் உண்டாக்க உதவுகிறது.

அதேபோல, சிறுநீரகம், கல்லீரல் பிரச்னை இருப்பவர்கள் 'வைட்ட-மின் டி'சப்ளிமென்ட்ரிகள் எடுத்துக்கொள்ளவேண்டியிருக்கும்.

வைட்டமின் டிஉடலுக்குக் கிடைக்க, தினமும் காலை அல்லது மாலை இளம் வெயிலின் ஒளி உடம்பில் படும்படி பார்த்துக்கொள்வது நல்லது.

நான்

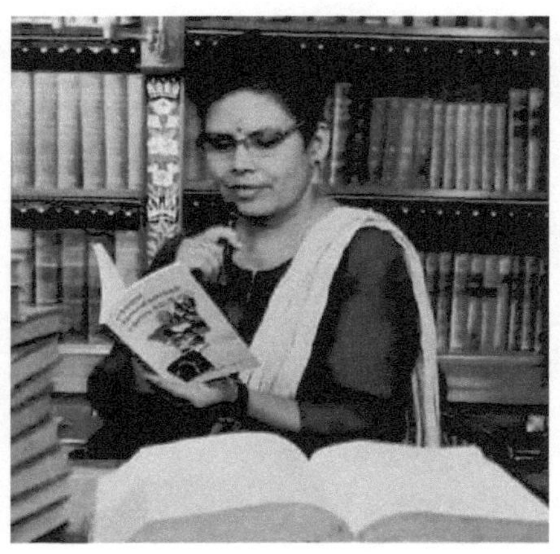

வாசகர்ளால் நான்
வாசகர்களுக்காக நான்

முற்போக்கு எழுத்தாளர் வி.எஸ்.ரோமா - கோயம்புத்தூர்
+91 82480 94200
20 புத்தகங்கள் எழுதியுள்ளேன்
விருதுகள் பல பெற்றுள்ளேன்.
கதை , கவிதை, கட்டுரை, நாவல் பொன்மொழி, நாடகம்
எழுதுவேன்.

என்
எழுத்து
என் மூச்சுள்ள வரை
என் வாசிப்பே
என் சுவாசிப்பு

என்றும்
எழுதிக் கொண்டிருக்க வே
என் ஆசை

நான் திருமணமே செய்து கொள்ளாத பெண்மணி என்பதில்
எனக்கு மகிழ்வே.

என் எழுத்துக்கு முழு ஒத்துழைப்பு கொடுப்பவர்கள் என்
பெற்றோர்களே.

தந்தை
கா சுப்ரமணியன் _ தாசில்தார் - ஓய்வு

தாய்.
சு. கிருஷ்ணவேணி

என் பெற்றோர்களே
என்
எழுத்துக்கும்
எனக்கும் முழு ஒத்துழைப்பு தருகின்றவர்கள் என்பதில்
எனக்கு மகிழ்ச்சியே.

நான் ரோமா ரேடியோ
என்ற பெயரில் எஃப் எம் ஆரம்பித்துள்ளேன்.

என்
எழுத்து
என் ரோமா வானொலி மூலம்
எங்கும் ஒலிக்க
எட்டு திக்கும் ஒலிக்க
என் ஆவல்.

பெண்களை

பெரிதாக நினைத்துப்
பெரும் மகிழ்ச்சியடைந்து
பெருமைப் படுத்த வேண்டும்.

முற்போக்கு எழுத்தாளர்
வி.எஸ். ரோமா
Roma Radio
கோயம்புத்தூர்
+91 82480 94200

www.ingramcontent.com/pod-product-compliance
Lightning Source LLC
Chambersburg PA
CBHW051241250726
48656CB00003B/1070